AF501137

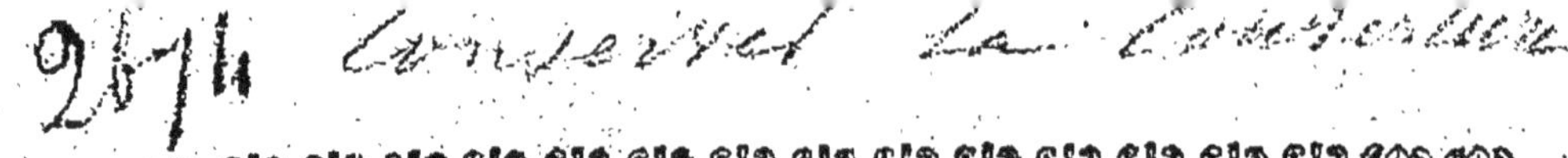

MÉDECINE

POPULAIRE

DU

Choléra-Morbus,

OU

DESCRIPTION CLAIRE ET PRÉCISE
DE CETTE MALADIE,
SES MOYENS CURATIFS ET PRÉSERVATIFS MIS A
LA PORTÉE DE TOUT LE MONDE,

Par

UN MÉDECIN ALLEMAND.

LYON.

LIBRAIRIE INDUSTRIELLE ET D'ÉDUCATION

DE CHAMBET FILS, LIBRAIRE,

QUAI DES CÉLESTINS.

MÉDECINE POPULAIRE

DU

CHOLÉRA-MORBUS.

Quels sont les symptômes du choléra-morbus? Quel est son traitement? Connaît-on les moyens de s'en préserver? Telles sont les questions qui se renouvellent chaque jour, et auxquelles j'essaie de répondre.

Les symptômes caractéristiques essentiels du choléra-morbus, sont les suivants: Une vive douleur dans le creux de l'estomac; — vomissements de matières brunes, noirâtres, vertes, exhalant souvent une odeur acide, et, dans quelques cas, d'une fétidité extrême; — diarrhée continuelle de même nature que les vomissements, lorsque les aliments qui étaient contenus dans les intestins ont été expulsés; — suppression totale des urines; — soif ardente et désir des boissons glacées, dont l'usage augmente chaque fois les douleurs d'estomac; — voix rauque et voilée; — pouls faible, quelquefois imperceptible; — mouvements convulsifs des extrémités, surtout des extrémités inférieures; — langue très sèche; — peau froide et livide, sueurs glacées; — face profondément altérée; — faiblesse extrême.

Comme symptômes accessoires, n'étant pas essentiellement liés à la maladie, on observe quelquefois des vertiges; — de l'oppression; — le hoquet; — des maux de tête; — des douleurs d'entrailles. Il est rare que les malades perdent connaissance; la plupart conservent l'usage de leurs facultés intellectuelles jusqu'au moment de leur mort.

Ce ne sera pas un symptôme isolé, mais leur ensemble, qui démontrera la présence de la maladie.

Les médecins qui ont observé le choléra sont d'accord dans sa description; ils ne le sont pas à l'égard du traitement. Outre que des moyens différents peuvent conduire au même but, il est probable que le choléra, de même nature que celui des Indes, a cependant subi et subira encore des modifications suivant les pays et les saisons où il se manifestera. De là proviennent sans doute les nombreuses méthodes curatives que nous possédons, et qui toutes invoquent en leur faveur l'expérience et le succès. Celle que j'emprunte aujourd'hui est due à un célèbre praticien de Moscou, le professeur Loder. Elle consiste dans l'observation des règles suivantes :

Aussitôt qu'un malade est atteint du choléra, on le place promptement dans un bain d'eau de son, de mauves ou de semences de foin, ou, ce qui est encore préférable, dans un bain de vapeur; la température du premier sera de 30 à 35 degrés, celle du bain de vapeur de 40 à 45 degrés R., la baignoire fermant de manière que la tête seule soit exposée à l'air. Après dix à vingt minutes de séjour dans le bain, on essuie avec soin le malade, et on le transporte dans un lit bien chauffé. Cela fait, on frictionne tout le corps, principalement les bras et les jambes, avec des flanelles sèches et chaudes, ou avec un spiritueux quelconque; la friction se poursuit sans interruption, jusqu'à ce que les membres glacés reprennent une chaleur naturelle, qu'une sueur abondante apparaisse à la peau, et que le pouls, imperceptible dans les cas graves, soit de nouveau appréciable.

Si les frictions ne ramènent pas la chaleur, et la transpiration, qui souvent survient naturellement dans le bain de vapeur, on place de rechef le malade dans un bain, et on répète les mêmes opérations. Lorsqu'une transpiration générale et abondante a lieu, les vomissements et la diarrhée cessent pour l'ordinaire; le malade tombe dans un sommeil tranquille, et alors le plus grand danger est passé pour lui, quoiqu'il ne soit cependant pas complétement hors d'affaire.

Le malade, placé dans son lit, est recouvert avec soin; on lui fait prendre toutes les demi-heures et plus souvent encore, suivant les circonstances, une cuillerée à soupe d'une potion composée de 15 à 20 gouttes de *teinture d'opium simple*, une demi-once *d'eau de menthe*, et quatre onces de *mucilage de gomme*.

En même temps on lui administre quelques tasses d'une infusion de tilleul, de mélisse ou de sureau, auxquelles on peut ajouter une cuillerée à café d'*acétate d'ammoniaque*, ou quinze à vingt gouttes d'*esprit de corne de cerf*, afin d'entretenir les sueurs.

Lorsque les vomissements ne cèdent pas à ces moyens, on a recours à une *potion effervescente*, et on combat une diarrhée opiniâtre par des lavements d'*amidon* et d'*opium* (cinq à dix gouttes de laudanum par lavement).

Enfin, pour ajouter au succès du traitement, on applique des *sinapismes* au creux de l'estomac et aux extrémités; on frictionne le ventre avec un *liniment volatil et opiacé*, et on le recouvre ensuite avec des *fomentations émollientes.*

Ce traitement, recommandable par sa simplicité, est à la portée de tout le monde, et peut, en l'absence du médecin, être mis en pratique, au moins dans tout ce qu'il renferme d'essentiel. Pendant l'épidémie qui a ravagé Moscou, plusieurs personnes étrangères à l'art de guérir, se sentant atteintes par la maladie, n'ont point perdu courage, ont ordonné et dirigé elles-mêmes le traitement que je viens de tracer, et se sont ainsi soustraites à une mort presque certaine.

Les *préservatifs* du choléra-morbus sont les mêmes que ceux des maladies épidémiques et contagieuses. Ils consistent :

1° A se tenir en garde contre la peur, puisque rien n'affaiblit autant le système nerveux.

Celui qui demeurera calme, courageusement résigné à ce que la Providence ordonnera à son égard, et qui n'ira pas affronter le danger inutilement, aura plus de chances en sa faveur.

2° Il faut se préserver avec soin des refroidissements, et se maintenir tout le corps, surtout le ventre et les pieds, bien chauds. De là, les effets salutaires de la flanelle, d'une bonne chaussure et d'un exercice modéré en plein air.

3° Il importe d'éviter tout excès de nourriture ou de boisson. Sans trop s'écarter de son genre de vie habituel, il convient de s'abstenir des aliments gras, salés, venteux;

en un mot, de tous ceux qui sont de difficile digestion.

4° Enfin, on aura soin d'observer une propreté minutieuse, soit sur sa personne, soit dans les appartements, qui doivent être aérés plusieurs fois par jour. Des aspersions et des fumigations de vinaigre sont très utiles; celles de chlore le sont aussi, mais ces dernières doivent être employées avec ménagement.

OBSERVATIONS ET DOCUMENTS

EN FORME

D'APHORISMES

SUR LE CHOLÉRA-MORBUS.

Les femmes et les enfants sont moins exposés que les hommes à prendre le choléra; et lorsqu'ils l'ont contracté, ils y échappent plus facilement.

Quand le choléra reparaît dans un lieu qu'il a déja visité, ses effets meurtriers sont moins étendus, et sa propagation est plus limitée que dans la première irruption ; et, si l'on excepte quelques cas rares ou douteux, il n'attaque pas deux fois le même individu, malgré la réunion des mêmes circonstances qui l'ont déja soumis à l'infection.

D'après le témoignage oculaire des plus savants médecins qui ont observé le choléra, ce sont les hommes forts, les tempéraments les plus robustes, qui courent le plus de danger. Les gens sobres, se nourrissant de végétaux, évitant toute espèce d'excès, et ne faisant usage d'aucun aliment d'une nature stimulante, ont paru plus souvent épargnés par la maladie que les autres habitants.

On a remarqué partout qu'il y avait beaucoup plus de chances favorables pour les personnes des rangs élevés que pour les dernières classes de la population, d'échapper à la maladie, même en résidant dans une ville qu'elle ravage. Il est pareillement prouvé que les hommes oisifs, sédentaires, y sont moins exposés que les voyageurs et les artisans.

Caractères principaux du choléra : Vomissements et déjections d'un fluide prodigieusement abondant, crampes et convulsions violentes des extremités, douleurs atroces de l'épigastre, inflammation de l'estomac et des intestins : symptômes qui ont la plus grande ressemblance avec ceux de l'empoisonnement.

Le principe du choléra est le même en Europe, en Asie, en Afrique, puisqu'il produit partout la même série des symptômes extérieurs et des lésions internes, en un mot, la même maladie; qu'il attaque pareillement partout toutes les personnes, quels que soient leur âge, leur sexe, leur race, et qu'il n'est modifié ni par les différences des lieux, ni par celles des temps, ni même par celles des individus.

Son germe est de tous ceux des différentes espèces de contagions, celui qui agit le plus promptement, puisque, quelquefois, l'effet mortel en est presque immédiat. Néanmoins on compte, en général, quarante-huit heures, depuis l'instant de l'infection jusqu'à l'apparition des premiers symptômes ; et l'on sait que toutes les autres maladies pestilentielles, épidémiques ou contagieuses, peuvent rester latentes bien plus de temps.

La rapidité des phénomènes du choléra fait de cette maladie une *contagion aiguë*, comme la peste, la fièvre jaune, la variole, la rougeole, l'hydrophobie, tandis que la lèpre, les pians, la syphilis, la gale, sont des *contagions chroniques*.

Le degré d'aptitude à contracter la maladie diffère à l'infini, selon les constitutions, les âges, les sexes, le régime, les mœurs, les occurrences éventuelles de la vie, qui accroissent ou diminuent, par des effets permanents, prolongés ou fortuits, la puissance absorbante des tissus organiques avec lesquels le germe de la contagion vient en contact.

Par ces différences physiologiques, il arrive que, sur vingt personnes exposées au choléra, une seule en reçoit l'infection.

Il en résulte également qu'il y a un plus grand nombre de chances d'échapper à la maladie, pour les femmes et les enfants, que pour les hommes; pour les individus faibles et débiles, que pour les forts et les robustes, par un temps froid plutôt que pendant l'été, et surtout avec du courage et de la résignation plutôt que sous l'influence de la tristesse et de la peur.

On ignore complétement si le germe de la maladie s'introduit dans le corps humain par l'absorption cutanée, par l'absorption pulmonaire, ou par les organes de la nutrition. L'autopsie cadavérique semble indiquer cette dernière voie; mais, d'un autre côté, la contagion se propageant avec une rapidité inouïe parmi les populations de l'Inde, qui vivent sans vêtement, ceci serait l'indice que la maladie se contracte par la périphérie du corps; toutefois, les observateurs ont admis, comme vraisemblable, que le germe du choléra existant dans les émanations gazeuzes échappées du corps des malades, il se transmet par la voie de la respiration.

Aucune circonstance ne laisse présumer que le germe morbifique du choléra puisse se transmettre à l'air libre, au delà d'une distance de quelques mètres; et du moins il est bien certain qu'il n'existe aucun fondement à l'assertion, qu'il peut être transporté d'un lieu à un autre par les fluctuations de l'atmosphère.

Mais dans les lieux où l'air est stagnant, tels que l'entre-pont d'un navire, les salles de la plupart des casernes et des hôpitaux, l'intérieur des maisons, surtout dans les grandes villes, les germes du choléra s'accumulent, s'attachent aux personnes et aux choses, et propagent la maladie par les unes et par les autres.

Le choléra éclate partout où ces germes sont portés, ce qui est le caractère propre des maladies contagieuses; tandis que les épidémies ne se manifestent que dans certaines localités, dans certains pays, où sont attachées leurs causes primitives.

En 1829, le docteur Thomson, de Madras, employait avec succès, dans sa pratique, l'ipécacuanha à la dose de 10 grains en une première prise, suivie, de demi-heure en demi-heure, de prises moitié moindres, et jusqu'à ce que la maladie eût cessé. Il donnait ensuite du Madère et de l'eau en quantité, ce qui provoquait le sommeil.

Le docteur Burke, de Calcutta, soutenait que l'opium était absolument nécessaire, et que, sans ce médicament, on ne pouvait opérer de guérison. Il élevait la dose à 60 grains, même jusqu'à 100. Les médecins de l'île de France adoptèrent, au lieu de l'opium, le sel de Glauber (sulfate de soude); ils en administraient une drachme, et accroissaient la dose d'heure en heure, jusqu'à ce que les déjections devinssent jaunes.

A l'île de Bourbon, en 1819, on fesait usage

d'huile d'olive mêlée au camphre et à l'éther, et prise intérieurement à grandes doses. On prétend en avoir obtenu d'étonnants succès. A la même époque, on employait également l'huile avantageusement dans les îles orientales d'Afrique contre le choléra, à la Havane contre la fièvre jaune, et à Tanger contre la peste du Levant.

Les divers traitements suivis et mis en pratique depuis quinze ans dans tous les pays infectés du choléra-morbus, sont variés à l'infini, tout a été éprouvé, sans qu'on ait trouvé encore un spécifique sûr; selon les circonstances et les lieux, tous ces traitements doivent être modifiés; c'est ainsi que tour à tour on a prôné, et on a plus ou moins réussi, avec le calomélas, le laudanum, les purgatifs, la saignée, les délayants, les anodyns, les stimulants combinés avec les laxatifs et les toniques, du liége réduit en charbon et broyé avec du lait ou de l'eau, même on a employé des irrigations d'eau froide sur les malades en leur fesant boire du verjus à la glace.

Les moyens prophylactiques employés depuis quinze ans pour se préserver du choléra sont purement empiriques, puisqu'on ignore complétement quelles sont ses causes originelles. On a indiqué successivement les bains, les parfums, les aromes forts, les feux allumés, la propreté, la sobriété, la privation de certaines nourritures, des prières, des talismans, enfin tout ce qu'on retrouve en usage dans les calamités qui excitent la peur et provoquent la crédulité.

Une espérance qui était presque générale, a été complétement trompée; c'est celle que donnait la découverte récente du chlore comme désinfectant. Le plus célèbre médecin russe, le docteur Janichen, et bien d'autres après lui, nous apprennent que ce préservatif était commun dans toutes les villes ravagées par le choléra, mais que le chlore ni les chlorures n'ont exercé aucune influence sur les développements de la maladie, et qu'elle prenait naissance au milieu même des émanations du chlore qu'employaient continuellement toutes les classes de la société.

Il faut donc se réduire aux mesures hygiéniques qui, quoique demeurant souvent en défaut, on ne peut dire qu'elles aient été sans succès; et se tenir aussi aux précautions utiles qui éloignent des personnes exposées à la maladie tout ce qui peut troubler l'action des forces vitales, tel que l'effroi, l'ivresse ou d'autres excès; enfin toutes précautions qui peuvent prévenir l'absorption du germe par les voies pulmonaires ou cutanées.

Un moyen d'une exécution plus difficile, mais qui a des chances de réussite, c'est la séquestration; cette mesure a été exécutée avec un succès complet en six années consécutives dans dix pays différents et séparés; dans ces occurrences, le choléra a été arrêté, en prévenant à temps et en empêchant tout rapport entre la population déja infectée et celle qui n'avait pas encore le germe de la maladie.

L'ensemble de toutes ces recherches établit, sur l'autorité de l'expérience, que, en ce qui concerne les moyens curatifs et les précautions hygiéniques, il en est du choléra pestilentiel ou choléra-morbus, comme des autres grandes contagions : les remèdes qu'on oppose à son invasion, pour sauver la vie des malades, sont inefficaces ou extrêmement incertains ; les moyens prophylactiques ne donnent que des chances rares et douteuses ; mais les mesures sanitaires, pour arrêter ou prévenir l'irruption, pour la fuir ou pour s'en préserver par la séquestration, obtiennent au contraire le plus heureux succès.

On conçoit, du reste, quelle déplorable incertitude doit s'attacher à tous les moyens de préservation ; mais il en est un dont le secours est assuré, c'est celui qu'indique le sage Franklin. « Dans toutes les maladies « contagieuses, disait-il, il faut prendre « pour maxime de conduite de s'éloigner « *assez-tôt*, d'aller *assez loin* et de s'absen- « ter *assez long-temps*, pour y échapper. En effet ce moyen a été adopté par les habitants de l'Indoustan ; l'exemple a été suivi dans quelques provinces Russes, et l'émigration dans ces contrées a restreint la mortalité de la maladie.

Une foule de témoignages prouvent que le choléra oriental est bien certainement une maladie contagieuse. Une grande quantité de transactions qui sont des faits historiques notoires, constatés par des documents publics et officiels, établissent que le choléra est transmis d'un pays, ou d'un lieu à un autre :

1° Par les communications maritimes;

2° Par les caravanes;

3° Par les corps d'armées;

4° Par les troupes de pélerins et par les fuyards;

5° Par les individus isolés.

D'où il suit qu'il ne diffère aucunement de la peste orientale, dans son mode de propagation.

LYON. — Imprimerie de Louis Perrin.

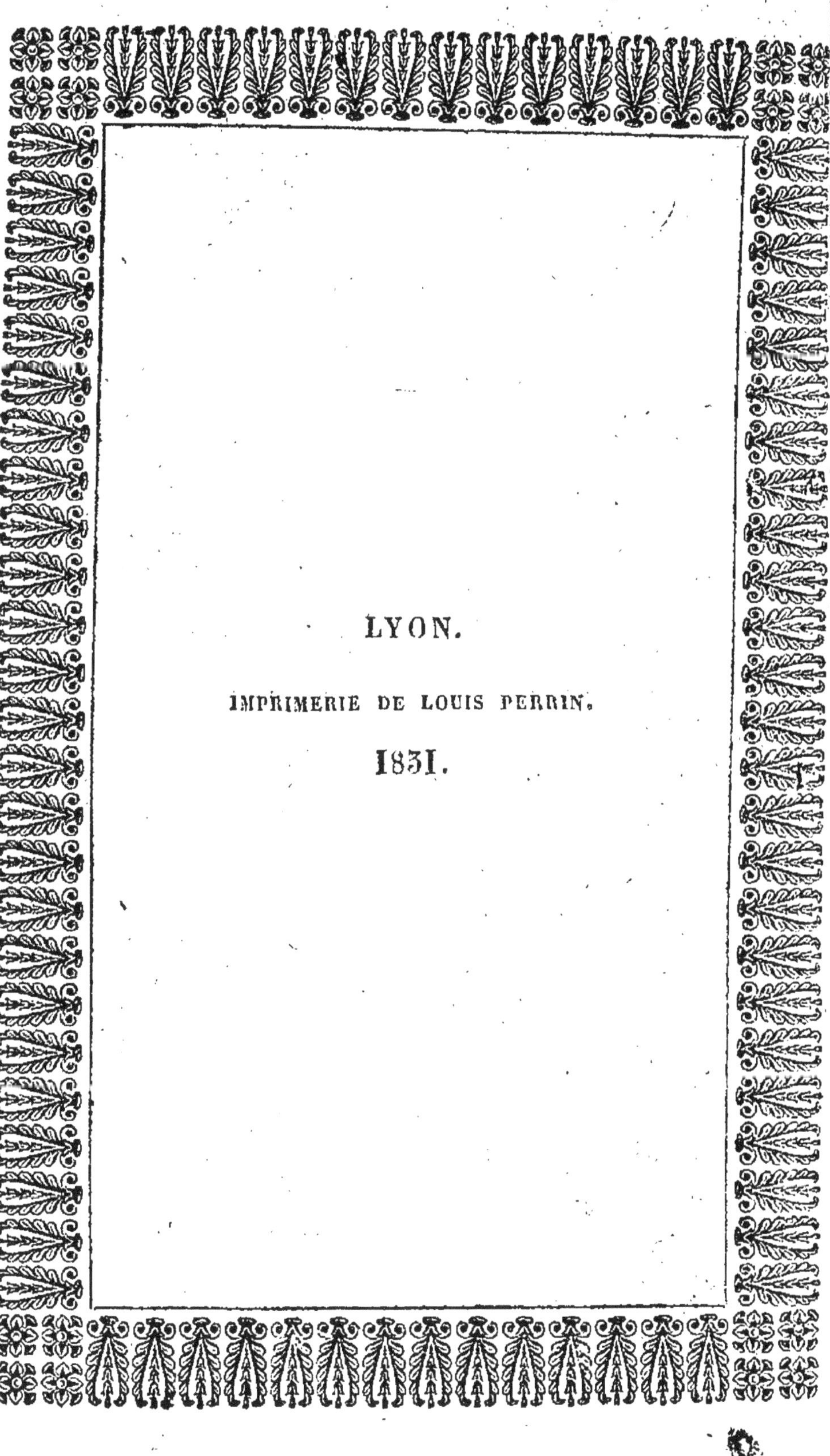

LYON.

IMPRIMERIE DE LOUIS PERRIN.

1831.

www.ingramcontent.com/pod-product-compliance
Ingram Content Group UK Ltd.
Pitfield, Milton Keynes, MK11 3LW, UK
UKHW012128240726
13965UKWH00005B/2048